DE LA CURE RADICALE

DE LA

HERNIE CRURALE

Par le procédé du Dr H. DELAGENIÈRE

ET DE SES RÉSULTATS ÉLOIGNÉS

PAR

Le Dr Ovide ILINE

DE LA FACULTÉ DE MÉDECINE DE PARIS

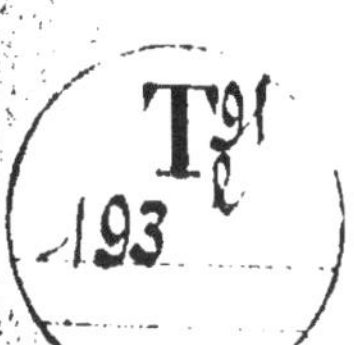

PARIS

A. MALOINE, ÉDITEUR

23-25, RUE DE L'ÉCOLE DE MÉDECINE, 23-25

1901

DE LA CURE RADICALE

DE LA

HERNIE CRURALE

Par le procédé du Dr H. DELAGENIÈRE

ET DE SES RÉSULTATS ÉLOIGNÉS

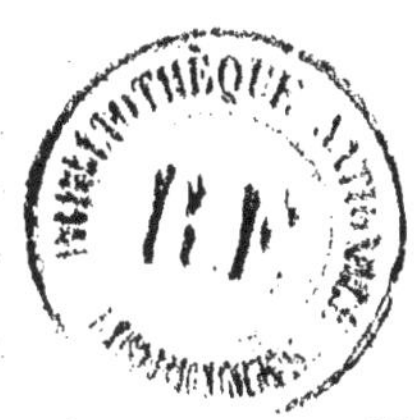

PAR

Le Dr Ovide ILINE

DE LA FACULTÉ DE MÉDECINE DE PARIS

PARIS

A. MALOINE, ÉDITEUR

23-25, RUE DE L'ÉCOLE DE MÉDECINE, 23 25

1901

MEIS ET AMICIS

A MONSIEUR LE DOCTEUR A. GOSSET

Professeur agrégé à la Faculté de médecine de Paris.

A MON PRÉSIDENT DE THÈSE

MONSIEUR LE PROFESSEUR TERRIER

Professeur de Clinique Chirurgicale à la Faculté de Médecine de Paris.

AVANT-PROPOS

Dans ce travail dont l'idée nous a été inspirée par M. Gosset, professeur agrégé à la Faculté de Médecine de Paris, nous avons cherché à déterminer la valeur du procédé de M. Delagenière pour la cure radicale de la hernie crurale, au point de vue des résultats éloignés.

Les malades ont été opérés dans le service de clinique chirurgicale de M. le professeur Terrier.

M. Gosset a mis très obligeamment à notre disposition toutes ses observations; ses conseils nous ont été très précieux. Nous le prions de croire à notre très vive reconnaissance pour tant de sollicitude à notre égard.

Nous avons consulté l'article de M. Delagenière (paru dans les *Archives prov. de Chir.*, 1896, n° 2) ainsi que les thèses et ouvrages parus depuis 7 ans.

Nous y avons fait quelques emprunts et aussi relevé dans leurs observations quelques statistiques personnelles.

Mais, avant d'aborder cette étude, nous avons à cœur d'exprimer notre gratitude à tous nos maîtres des hôpitaux qui nous ont initié à la pratique médicale et chirurgicale et qui nous ont fait largement profiter de leur grande expérience.

Nous prions M. le docteur Motet, membre de l'Académie de Médecine, de vouloir bien agréer l'expression de notre estime la plus profonde et de notre reconnaissance la plus vive pour l'enseignement clinique des maladies mentales dont il nous a fait bénéficier pendant les quelques années que nous avons passées comme médecin-interne dans sa maison de santé.

Nous tenons à accomplir aussi un devoir très agréable en apportant ici nos remerciements les plus sincères et notre gratitude la plus profonde à M. le docteur G. Félizet, chirurgien de l'hôpital Bretonneau, pour l'intérêt et la bienveillante sympathie qu'il nous a toujours témoignés.

MM. les docteurs Arloing, Bernard, Alglave, Alexandre et Mouchotte ont mis très gracieusement à notre disposition leurs observations; qu'ils veuillent bien recevoir tous nos remerciements.

Que M. le professeur Terrier daigne agréer l'hommage de notre respectueuse reconnaissance pour l'honneur qu'il nous fait en acceptant la présidence de notre thèse.

INTRODUCTION

Le procédé de M. Delagenière (du Mans) a déjà fourni le sujet à deux thèses parues en 1897.

La première en date est celle du docteur Faligan de Toulouse ; l'autre est du docteur Demirleau de Paris. Tous les deux ont étudié les procédés modernes appliqués à la cure radicale de la hernie crurale et en particulier celui de M. Delagenière.

Le procédé était tout nouveau à cette époque-là et les observations n'étaient pas nombreuses. Dans les deux ouvrages réunis il n'y en a que neuf en tout, dont trois ont déjà été publiées par M. Delagenière lui-même en 1896 dans les *Archives provinciales de chirurgie*.

Vingt-deux malades ont été opérés par le même procédé à la clinique chirurgicale de M. le professeur Terrier de l'hôpital de la Pitié. Nous avons cru intéressant de nous enquérir de l'état de ces gens qui avaient été traités à diverses époques. Nous nous sommes donc mis à leur recherche, ce qui n'a pas toujours été commode, et nous avons eu la bonne fortune d'en retrouver 14, soit les 2/3 de nos opérés.

Nous avons apporté les plus grands soins dans l'examen de nos sujets ; certains d'entre eux, qui pouvaient disposer d'une matinée, sont revenus à l'hôpital où ils ont été revus par M. Gosset qui a confirmé les résultats de notre examen.

Ce sont ces résultats ainsi que l'étude du manuel opératoire un peu modifié, avec ses avantages prouvés par des faits, qui feront le sujet de notre thèse.

En exposant la technique de M. Delagenière, nous suivons le malade depuis son entrée à l'hôpital jusqu'à sa sortie. Nous parlerons donc de l'examen et de la préparation qu'on lui fait subir, ainsi que des soins post-opératoires.

Dans notre travail nous avons éliminé les considérations anatomo-pathologiques et pathogéniques de la hernie crurale ainsi que l'exposé des nombreux procédés qui ont été appliqués à sa cure radicale, car cela n'est pas le but de cette étude.

Mais nous avons cru utile d'insister sur la nécessité absolue de la cure radicale de la hernie crurale. Notre premier chapitre sera donc consacré à cette étude. Ceci nous conduira à parler des desiderata auxquels doit répondre une bonne cure radicale et des résultats obtenus par les divers procédés.

L'exposé de la technique de M. Delagenière sera donc la suite logique de ce chapitre.

Les observations feront partie du troisième chapitre. Nous donnons ici quatorze observations inédites (1), et nous y joignons le résumé des observations de M. Delagenière et de M. le professeur Jeannel de Toulouse. Dans le quatrième chapitre nous exposons les résultats éloignés obtenus par le procédé de M. Delagenière.

Nous résumerons notre travail en quelques lignes et nous essaierons d'en tirer les conclusions qu'il comporte.

(1) Se rapportant exclusivement aux sujets que nous avons pu revoir.

CHAPITRE PREMIER

La cure radicale est le traitement de choix pour la hernie crurale. Desiderata d'une cure radicale idéale. — Statistiques. — Explications des récidives.

Si l'on ne peut déjà plus discuter aujourd'hui sur l'opportunité de l'intervention sanglante dans la cure des hernies inguinales, ombilicales, on peut encore moins le faire pour les hernies crurales. Pour ce qui concerne ces dernières, la chirurgie actuelle ne peut plus, ne doit plus se contenter du précepte de Trélat : « Toute hernie qui n'est pas complètement, constamment, facilement contenue par un bandage, est justiciable de la cure radicale », précepte qui n'est plus suffisant. Aujourd'hui elle ose et fait davantage. Elle ose, forte qu'elle est de son impunité, grâce à l'asepsie et à l'antisepsie. Elle fait davantage, elle intervient toujours, parce qu'elle voit dans l'opération le seul et unique moyen de débarrasser les hernieux de leur infirmité et de les mettre à l'abri des accidents redoutables qui viennent si souvent compliquer la situation.

Si certains sujets ne souffrent pas d'une façon absolue de cette affection et parfois même ne s'en aperçoivent pas jusqu'à l'apparition des accidents, en revanche, d'autres — et ils sont la majorité — voient leur existence empoisonnée par cette infirmité intolérable. En effet, « la hernie crurale est presque toujours douloureuse primitivement, même petite ; ou bien après sa formation, elle devient rapidement douloureuse » (L. Championnière) (1).

A part l'élément douleur, à part les troubles gastro-intestinaux et autres auxquels elles donnent souvent lieu, « les hernies amènent une sénilité précoce, une déchéance rapide chez un grand nombre de sujets ; elles aggravent le pronostic d'un certain nombre d'affections intercurrentes et surtout des affections de l'appareil respiratoire...

« Elles réduisent à l'incapacité de travail et à la misère un certain nombre d'individus appartenant aux professions manuelles, etc ». (Berger)(2).

La hernie crurale est surtout une affection des adultes ; les femmes en sont plus souvent atteintes que les hommes. Comme c'est la classe ouvrière qui lui paie surtout un large tribut, il est facile de comprendre que la vie devienne très pénible dans ces conditions.

Ce que nous venons de dire dans ce chapitre justifie

(1) L. Championnière. — *Cure radicale des hernies*, Paris, 1892, (p. 297).

(2) Berger. — *Résultat de l'examen de 10,000 observations de hernies*. — Paris, 1896, p. 176.

déjà, dans une large mesure, la nécessité de l'intervention.

Mais il y a une considération autrement grave pour laquelle les chirurgiens n'hésitent plus à opérer, c'est que la hernie crurale expose beaucoup plus aux accidents que la hernie inguinale, qu'elle est souvent le siège d'accidents répétés de même ordre et que parmi eux le plus fréquent et le plus redoutable est l'étranglement (4 fois plus fréquent dans la hernie crurale que dans la hernie inguinale) (1).

Ce qui lui donne ici un caractère particulièrement grave, c'est qu'il « mène rapidement aux complications incurables (gangrène rapide de l'intestin) ». (L. Championnière, *loc. cit.*, p. 297.)

Gosselin rapporte un fait dans lequel neuf heures de constriction avaient suffi pour amener la perforation. Et c'est encore le sexe féminin qui est le plus prédisposé à ces accidents et complications.

Sur 331 accidents de hernies, dans les deux sexes, relevés par M. le Professeur Berger, il y en a eu 106 provenant de la hernie crurale (93 F. + 13 H.). Sur ces 106 cas, 4 hernies avaient présenté de l'épiploïte et de l'irréductibilité passagère, 96 avaient été étranglées, 6 avaient présenté de la péritonite herniaire.

Dans la même statistique nous relevons les chiffres suivants :

Sur 132 cas (93 H. + 39 F.) de hernies très difficilement réductibles, il y avait 32 crurales (12 H. + 20 F.).

(1) Berger. — *Loc. cit.*, tableaux, pp. 172, 178 et p. 180.

Sur 328 cas (130 H. + 198 F.) d'irréductibilité partielle ou même totale due aux adhérences ou à des modifications survenues dans l'épiploon — 100 crurales (25 H. + 75 F.) et enfin sur 72 hernies (52 H. + 20 F.) ayant perdu tout droit de domicile par le fait d'un accroissement énorme de leur volume, nous trouvons 9 crurales (2 H. + 7 F.).

Il résulte de la même statistique que les accidents se développent de préférence dans les hernies déjà anciennes. (Berger, *loc. cit.*, p. 182). Dans une statistique récente de Springorum (*Bull. méd.*, n° 49, 20 juin 1900, p. 580), nous relevons les chiffres suivants : Sur 214 hernies étranglées opérées à l'hôpital de la Vieille-Ville à Magdebourg, de 1892 à décembre 1899, on compte 92 crurales (43 %), le sexe féminin a été plus souvent atteint. L'âge le plus habituel a été entre 50 et 70 ans.

Les malades eux-mêmes ont si bien compris les progrès de la chirurgie moderne, ses cures leur paraissent si miraculeuses, qu'ils viennent spontanément réclamer une intervention de laquelle ils attendent la délivrance de leur martyre.

Cependant, beaucoup d'entre eux ont déjà porté un bandage avant de se décider à venir à l'hôpital pour se faire opérer. Mais il ne leur a pas procuré les avantages sur lesquels ils comptaient, à savoir : la guérison ou du moins l'atténuation de l'infirmité et de la souffrance.

En effet, le bandage n'a jamais pu maintenir la hernie crurale et, à coup sûr, il ne l'a jamais guérie. « On ne peut songer à fermer l'anneau crural par une pression qui aplatirait, en quelque sorte, l'arcade de Fallope sur le pubis ; il faut que la pelote réponde à la partie antérieure et inférieure du canal crural et qu'elle descende jusqu'à la racine de la cuisse ; elle sera donc soulevée et à chaque instant déplacée dans les mouvements de flexion du membre inférieur sur le bassin » (Berger) (1).

Dans ces conditions « on ne peut attendre aucun effet utile de l'action des meilleurs bandages » qui deviennent une gène considérable dans la vie ordinaire de l'individu qui les porte.

Le bandage est pénible et douloureux ; on l'a vu aussi provoquer des excoriations de la peau, des éruptions et des ulcérations.

Cet appareil est souvent nuisible « soit à cause des conditions locales de la hernie, soit à cause d'imperfections dans son choix, sa pose ou son entretien » (Phocas) (2).

Enfin, il existe aussi des contre-indications formelles au port du bandage, notamment dans les hernies irréductibles et incoercibles.

De tout ce qui précède, on peut conclure que l'usage des bandages dans le traitement des hernies crurales doit être complètement abandonné.

Le sujet atteint de hernie crurale se verrait donc contraint de changer son genre de vie, d'abandonner sa profession ; il serait infirme et, de plus, il courrait un danger permanent dont il ne se doute même pas.

Dans de semblables conditions, le devoir du chirurgien, devoir le plus formel, le plus absolu, croyons-nous,

(1) Berger. — Traitement des hernies crurales. In *Traité de Chirurgie* de Duplay et Reclus, 2e édit., t. VI, pp. 287-288.
(2) Phocas. — *Manuel de thérap. chir.*, Paris, 1901, p. 449.

est d'engager tout individu, porteur d'une hernie crurale, à se faire opérer, et le plus tôt possible, à moins de contre-indications dont nous parlerons un peu plus loin.

La cure radicale, « l'une des plus belles conquêtes de la chirurgie moderne », comme l'a appelée M. Lucas-Championnière, son promoteur, est donc le traitement de choix, le seul traitement de la hernie crurale.

*
* *

La cure radicale de la hernie crurale étant posée en principe, voyons quels sont les desiderata auxquels elle doit répondre.

Avant de l'entreprendre, il faut que le chirurgien soit tout à fait sûr de son innocuité absolue, c'est la condition la plus importante de la détermination opératoire.

Disons-le tout de suite, cette innocuité existe actuellement, l'opération est tout à fait bénigne, la mortalité est nulle.

En effet, grâce à l'asepsie et à l'antisepsie, tout danger d'infection de l'opéré est écarté.

D'un autre côté, on n'intervient plus chez les individus qui ne sont pas en état de supporter l'opération, soit à cause de leur âge extrême, soit parce qu'ils sont porteurs d'affections graves ; parmi celles-ci nous indiquerons tout particulièrement les affections des voies respiratoires, maladies du cœur, diabète, albuminurie et cachexies diverses, pour ne citer que les principales.

On ne pourra se départir de cette règle qu'en cas d'étranglement ou de menaces d'accidents, il est évident qu'il vaut mieux alors faire courir au malade une chance de guérison par le fait d'une opération que de le laisser en proie aux accidents qui, fatalement, le conduiront au tombeau dans le plus bref délai.

De toutes les statistiques données sur les suites immédiates de la cure radicale des hernies, la plus importante est celle de M. L. Championnière qui portait en 1897 (relevé présenté à la séance de l'Académie de médecine par l'auteur) sur un chiffre de 650 hernies (inguinales et crurales), cinq s'étaient terminées par la mort (1).

M. Berger, sur plus de 400 hernies inguinales et crurales non étranglées, accuse un seul cas de mort. Les décès se sont produits chez des gens âgés, alcooliques, atteints de tare organique, et chez lesquels s'est développée une congestion pulmonaire le 2e, 3e ou 4e jour après l'opération.

M. Forgue dit n'avoir eu aucun décès sur 103 hernies opérées par lui (2).

Si nous nous rapportons aux observations de Bresset, Termet, Camson, Mauviez, nous verrons que, pour la majorité, leurs opérés (hommes et femmes) étaient âgés,

(1) Berger. — *Traité de chir., loc. cit.*, p. 157-158.

(2) Forgue et Reclus. — *Traité de thérap. chir.*, 2e édit., t. II, p. 646 (art. Cure opératoire des hernies).

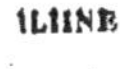

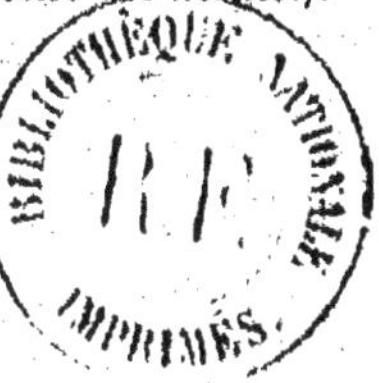

au moment de l'intervention, de 30 à 50 ans (ce qui est très logique, la hernie crurale étant essentiellement l'affection de l'âge adulte).

Dans les observations de Camson (1) nous trouvons sur 43 malades (36 F. + 7 H.), 3 seulement âgés de plus de 60 ans.

Dans les observations de Bresset (2) nous avons relevé une proportion plus élevée de gens âgés, et encore ils ont presque tous été atteints d'étranglement herniaire. Sur ses 395 malades (47 H. + 348 F.) nous trouvons :

51 âgés de 60 à 70 ans
20 au-dessus de 70 ans
2 femmes de 80 ans
1 femme de 96 ans

En tout 74 malades (presque 20 %) âgés.

Dans ces auteurs nous trouvons aussi quelques malades âgés de moins de 30 ans.

Nous ne trouvons que 2 cas d'extrême jeunesse, une fillette de 11 ans, opérée par M. Poncet (in *thèse* de Camson) et un enfant de 5 ans 1/2 opéré par M. L. Championnière (in *thèse* de Termet) (3). Dans toutes ces observations, l'opération avait été très bénigne, il n'y a eu aucun accident à enregistrer.

L'innocuité absolue existant en principe, les desiderata

(1) Camson. — De la cure radicale de la hernie crurale. *Th.*, Lyon, 1893.

(2) Bresset. — Des résultats éloignés de la cure radicale de la hernie crurale. *Th.*, Paris, 1895.

(3) Termet. — Considérat. sur la hernie crurale. Sa cure radicale par le procédé de J. L. Championnière. *Th.*, Paris, 1898, p. 64.

de la cure radicale idéale peuvent se résumer en un seul mot : *l'efficacité.*

Voici, d'après MM. L. Championnière et Berger (1), les conditions essentielles que doit remplir une cure radicale efficace :

1° Destruction complète de la surface glissante bien au delà du sac, c'est-à-dire suppression non seulement du sac herniaire, mais aussi de l'infundibulum péritonéal intra-abdominal qui y conduit.

2° Extirpation de toutes les parties, non indispensables aux fonctions, qui se trouvent incluses dans ce sac ou qui peuvent y descendre.

3° Occlusion parfaite et permanente de la partie béante de la paroi et du trajet herniaire, « opposition d'une barrière solide » (Championnière) aux viscères qui auraient de la tendance à forcer cette paroi.

Cette partie béante, qui joue le rôle important dans la production des hernies et dans leurs récidives, est représentée ici par l'anneau crural.

Cet anneau est très rigide, parce qu'il est presque entièrement fibreux : d'un côté, nous avons l'arcade de Fallope, « sa raison d'être anatomique » (2), qui est très tendue, solide, fixe, élastique ; en arrière, il est limité par la branche horizontale du pubis recouverte par les fibres aponévrotiques du muscles pectiné, aponévrose

(1) L. Championnière. *Cure radicale des hernies.* Paris 1892, pp. 61, 65 et 100.
Berger. — In Duplay et Reclus, *loc. cit.*, p. 151.
Berger. — *Bull. Méd.*, 19 mai 1895, p. 565.

(2) Delagenière. — Nouveau procédé de cure rad. de la hernie crurale, in *Archives prov. de Chir.* t. V, n° 2, février 1896, p. 69,

très solide et très résistante aussi ; en dedans, il est bordé par les fibres arciformes tranchantes du ligament de Gimbernat (l'arête vive de Chassaignac) ; sa paroi externe est formée par la gaine des vaisseaux fémoraux.

Comme on voit, l'anneau est « circonscrit de tous côtés par des plans fibreux inextensibles, résistants, dont l'un même présente un bord tranchant » (1).

C'est un « véritable cadre fibreux d'une béance immuable » (2).

Cette disposition anatomique laisse déjà deviner les difficultés auxquelles on se butte, en voulant faire une cure radicale idéale, telle que nous l'avons formulée d'après les préceptes de MM. Lucas-Championnière et Berger.

Ces difficultés viennent « soit de la situation élevée du collet du sac, soit de la présence de la veine fémorale s'opposant à une forte constriction du trajet, soit de la tension rigide de l'arcade de Faloppe » (Forgue et Reclus, *loc. cit.*).

De là la genèse d'une foule de procédés, chaque chirurgien s'efforçant d'apporter une modification plus heureuse. Chaque procédé fournissait des succès, mais aussi des récidives.

Trois voies ont été utilisées : la voie crurale, la voie inguinale et la voie abdominale.

Nous avons eu des procédés dans lesquels on négligeait

(1) Tillaux *Chir. clin.*, 5e édit., 1900, t. II, article Hernie crurale, p. 51.
(2) Forgue et Reclus. *Loc. cit.*, p. 649.

le traitement de l'anneau, le considérant comme accessoire, et s'adressant surtout au sac (Mitchell Banks, Billroth, L.-Championnière; plus tard ce dernier a aussi reconnu l'utilité de la suture de l'anneau).

Viennent ensuite les procédés ayant pour but la fermeture de l'anneau soit par les sutures (Berger, Bassini, Tricomi, Wood, Boltini, Richelot, Lockwood), soit en utilisant l'épiploon et le sac (Kocher, Ball, Mac Ewen, Bishop, Buchanan), soit par des moyens autoplastiques et greffes (Salzer, Cheyne, Schwartz, Poullet, de Garay — myoplastie ; Trendelenburg, Thiriar — greffes osseuses), soit en l'obturant avec l'arcade crurale mobilisée (Fabricius, Jaboulay, Delagenière). Enfin, il faut encore signaler le procédé inguinal (Ruggi, Tuffier) et la laparotomie de Lawson Tait.

Nous avons dit plus haut qu'il y avait des succès et des récidives dans tous ces procédés. Examinons un peu les résultats obtenus. Il est très difficile d'être d'une précision mathématique dans la façon de dresser les statistiques de ce genre-là ; le même procédé ne donne pas toujours les mêmes résultats entre différentes mains ; d'autre part, il est impossible de revoir tous les malades (nous en avons une expérience personnelle), surtout dans les grands centres, tels que Paris, Vienne, Berlin, etc.

Certains malades se soucient fort peu de donner de leurs nouvelles ; d'autres s'adressent à un hôpital situé plus près d'eux ; d'autres enfin ayant récidivé, ne veulent plus entendre parler d'une seconde intervention et, par conséquent, ne veulent plus se montrer.

Il est impossible aussi de retrouver *tous* les anciens

opérés chez eux : ils disparaissent souvent sans laisser leur adresse ni aucune indication pouvant mettre sur eurs traces.

Il n'est donc pas logique de supposer à priori que les anciens opérés n'ont pas récidivé, sous prétexte que n'étant pas revenus ils doivent être guéris.

Pour notre part, nous ne pouvons admettre comme exact le nombre de guérisons et d'échecs basés simplement sur le chiffre total des opérés, du moment qu'ils n'ont pas été tous suivis.

Pour être précis, il faut juger par des faits, et non sur des présomptions.

Nous aurons donc soin, en apportant les résultats éloignés, d'indiquer partout le total des malades *revus*.

Il s'agira, naturellement, toujours des hernies crurales.

La première statistique à laquelle nous nous adresserons, vu son importance, est celle de Bresset ; elle porte sur 395 malades *revus* (elle se compose de 377 observations de chirurgiens français et étrangers, auxquelles il a ajouté celles de MM. Tuffier et Delbet concernant 18 malades (sur 42) opérés par eux et revus par Bresset.)

Voici les chiffres que nous y avons relevés :

Sur 232 cas (anneau non suturé) — 67 récidives.
— 163 cas (avec suture de l'anneau) 14 —
Total : 81 récidives sur 395 cas, presque 20 0/0.

Le moment de la récidive est indiqué d'une façon précise dans 59 cas; sur ces 59 opérés, 38 (près de 2/3) ont récidivé dans les 6 mois qui suivirent l'opération (1).

Les malades guéris ont été revus à une époque variant entre 6 mois et 10 ans après l'opération.

Mais, Bresset passe sous silence, dans ses conclusions, une chose qui nous paraît très importante, c'est la question du bandage.

Sur 314 déclarés guéris, il y a 72 qui ont porté le bandage après l'opération (50 sur 165 traités sans suture de l'anneau et 22 sur 149 avec suture), la plupart pendant 6 mois, 1 an, 2 ans et même jusqu'à 4 ans 1/2, cette constatation a été faite au moment où ils ont été revus; il est probable qu'ils ont dû continuer à le porter après cette époque.

72 porteurs de bandage sur 314 guéris! cela nous fait près de 25 0/0, proportion considérable.

Pour nécessiter cette ennuyeuse précaution, la solidité de la paroi ne devait pas être suffisamment assurée.

La cure radicale perd ainsi le premier avantage qu'elle doit procurer, la suppression du bandage.

L'opération, dans ces conditions, est insuffisante: infirme avant l'opération, le malade l'est encore après.

Sur 43 opérations (15 de M. Championnière et 2 de M. le professeur Poncet) rapportées dans la thèse de Camson (2), malades tous revus, nous voyons 9 récidives:

(1) Bresset. — *Th.* de Paris, 1895, p. 35.
(2) *Th.* de Lyon, 1893, p. 56-57.

1 — quelques jours après l'opération
6 — quelques mois après
1 — six ans après
1 — date pas signalée.

Cela nous fait encore plus de 20 0/0 de récidive. (Dans ces 9 cas l'anneau a été suturé 3 fois.)

Dans la thèse de Termet (1) nous ne constatons, il est vrai, que 4 récidives sur 63 cas (opérés par M. Championnière).

1 — après 6 mois
1 — 8 ans après l'opération
1 — 2 ans après.
1 — a été réopéré 3 ans après.

Cela ne ferait, par conséquent, que 6 0/0 de récidives, mais comme le dit Termet lui-même, sur ce chiffre d'opérés il n'y a que *34 malades revus* (aucune nouvelle des autres).

Suivant le principe qui nous guide dans ces statistiques, nous n'admettons pas cette manière de voir.

Nous portons donc cette proportion de récidives à 12 pour 100 malades *revus*.

Dans la thèse de Mauviez (2), sur cinquante-trois cures radicales pratiquées par le docteur Hudellet, à Bourg, il n'y en a que six se rapportant aux hernies crurales ; aucune n'a récidivé (trois ont été faites sans suture de l'anneau, dans les trois autres l'anneau a été suturé).

(1) *Th.* de Paris, 1898, observations.

(2) Mauviez. — Contribution à l'étude des résultats éloignés de la cure radicale des hernies. *Th.*, Lyon, 1894, p. 46-47.

Munzinger (*Th.*, Zurich, 1884) rapporte dans sa thèse, six récidives sur 17 cures pratiquées à la clinique de Krœnlein (sans suture de l'anneau), soit 35 0/0. Wette (*Th.*, Iéna, 1889) nous donne la statistique de Riedel ; elle porte sur 28 cas : quatre récidives, soit 14 0/0. Bassini (1) n'accuse aucune récidive sur 54 cas (avec suture de l'anneau).

M. le professeur Berger (2) sur ses 25 opérés de hernies crurales ne signale aucune récidive. Mais presque tous ses malades ont été revus deux mois seulement après l'opération ; deux ont été revus après quelques mois, un seul après un an, un après trois ans.

Dans la thèse de Douhairet (3), nous trouvons les lignes suivantes : « Pour ce qui est du procédé à lambeau ostéo-périostique de Trendelenburg, dans cinq observations publiées par Hackenbruck, il y eut deux récidives, et des trois autres malades, l'une revue au bout de deux ans, était guérie, une autre n'avait pas été suivie plus de six semaines, la troisième avait une tendance à la récidive. »

Quant au procédé de Poullet, voici comment s'exprime Faligan (4) : « M. Poullet (de Lyon) dans sa première communication au septième Congrès de chirurgie, accuse plusieurs récidives sans en fixer le nombre. En 1896, dans une nouvelle communication, M. Poullet ne

(1) Bassini. — *Arch. f. Klin. Chir.*, 1894, t. XLVII, p. 1.

(2) Berger. — *Bull. Méd.*, 19 mai 1895, p. 567.

(3) Douhairet. — Etudes des procédés opérat. appliqués à la cure radicale de la hernie crurale. *Th.*, Lyon, 1896, p. 52.

(4) Faligan. — Etude critique. Procédés modernes de la cure radicale de la hernie crurale. *Th.*, Toulouse, 1897, p. 35.

nous indique pas les suites éloignées de cette opération.»

Gesland (1) nous donne sept observations de malades opérés par le procédé myoplastique de M. Schwartz. Une malade n'a pas été revue ; sur les six autres, il y a une récidive ; deux malades ont porté un bandage pendant six mois.

Toutes ces statistiques nous prouvent que la cure radicale de la hernie crurale par ces différents procédés ne donne pas toujours les résultats qu'on serait en droit d'espérer.

***

Tâchons d'expliquer les causes d'échec dans ces différents procédés.

Nous avons dit que l'anneau crural était fibreux, rigide et immuable, et que de toutes ses parties constituantes l'arcade de Fallope était la plus solide et la plus résistante.

Etant fixée par ses insertions aux extrémités de l'os coxal, cette arcade bride en bas la paroi abdominale et n'est susceptible d'aucun déplacement ; c'est une condition éminemment défavorable pour pouvoir remplir les deux premières exigences d'une bonne cure radicale.

Le chirurgien, en effet, ne pouvant travailler qu'en-dessous de l'arcade, est très embarrassé pour disséquer tout le contour du sac et pour décoller et réséquer le

(1) Gesland. De la myoplastie dans la cure radicale de la hernie crurale. *Th.*, Paris, 1897. Observations, p. 23.

péritoine aussi haut que possible, de façon à supprimer les surfaces glissantes et toutes sortes d'infundibulums ou d'amorces herniaires ; la difficulté tient encore à ce que, comme l'a bien fait remarquer M. L.-Championnière, le sac de la hernie crurale est très irrégulier : « tantôt épais uniformément, il peut être attiré et pédiculisé très facilement ; d'autres fois, certaines parties supérieures sont si minces qu'il faut les plus grandes précautions pour le tirer intact et pédiculiser.

« Or, ces déchirures de la partie supérieure du sac sont plus difficiles à compenser que pour la hernie inguinale; et elles risquent de faire faire une opération incomplète (1). »

L'épiploon, organe « non indispensable aux fonctions » mais facilitant la reproduction de la hernie, ne pourra être réséqué assez haut, toujours pour la même cause.

Ces difficultés de supprimer les amorces herniaires nous expliquent déjà dans une certaine mesure les insuccès imputables à la cure radicale.

Mais il y a un autre facteur jouant un rôle aussi important dans la production des récidives, c'est l'anneau lui-même.

Nous avons vu qu'il restait béant, et, par conséquent, toujours prêt à se laisser traverser par les organes qui auraient de la tendance à sortir de la cavité abdominale.

Il est indispensable de l'obturer d'une manière non seulement durable, mais définitive, ceci est la troisième condition de la bonne cure radicale.

(1) L.-Championnière. In Delagenière. *Arch. prov. de chir.*, n° 2, 1896, p. 62.

Pour arriver à ce but, presque tous les chirurgiens suturent l'anneau, et les résultats sont déjà meilleurs que dans le cas de non-occlusion.

Nous avons vu en effet dans les observations de Brossot que par ce procédé on n'a eu que quatorze récidives sur 163 cas, soit 8,6 0/0, tandis que avec l'anneau non suturé, la proportion des récidives s'élevait à 28,8 0/0.

Mais en dehors de ces quatorze récidives, malgré la suture de l'anneau, vingt malades, par mesure de précaution, ont porté un bandage assez longtemps après l'opération.

Ceci nous prouve que la suture n'est pas un moyen tout à fait sûr pour obtenir l'occlusion parfaite de cet orifice.

Nous sommes disposé à croire que si cette obturation par les sutures se maintient quelque temps après l'opération, elle ne doit pas persister d'une façon indéfinie.

La région, par sa disposition anatomique, ne s'y prête pas du tout : ces tissus aponévrotiques ont d'abord trop peu de vitalité et sont trop peu vasculaires pour qu'on puisse compter sur leur réunion ; ils sont trop tendus et l'anneau est trop rigide pour qu'on soit sûr que toutes ces parties et l'arcade crurale élastique en particulier n'aient aucune tendance à s'écarter et à reprendre leur position normale, surtout que la cuisse passe tout le temps par des alternatives d'extension et de flexion sur le bassin.

« Une fois les fils résorbés, si ce sont des catguts ; ou bien si ce sont des soies, une fois que les tissus fibreux se seront d'eux-mêmes sectionnés sur les fils, l'anneau naturellement béant, reprendra sa forme » (Delagenière) (1).

C'est pour cette raison que M. Berger a cru pouvoir venir en aide à cette cicatrisation défectueuse en prenant la précaution de faire fléchir la cuisse de l'opéré pendant un temps assez long.

La principale cause de toutes ces difficultés réside, comme on le voit, dans la fixité et la rigidité de l'arcade, le reste n'en est que la conséquence.

MM. Fabricius et Jaboulay ont essayé de mobiliser l'arcade en la désinsérant de sa partie interne et en la suturant au périoste de l'arcade pubienne.

L'anneau est enfin obturé grâce à ce moyen, mais la dissection du sac ne peut être poussée assez haut.

M. Delagenière incise l'arcade crurale et supprime du coup cette corde d'une manière définitive, car il affaisse es lambeaux et les rapproche de la crête pubienne.

Nous allons décrire ce procédé tel qu'il est pratiqué dans le service de M. Terrier.

Rappelons d'abord qu'il n'est applicable qu'aux hernies petites et moyennes, ce sont d'ailleurs les plus fréquentes, les hernies crurales volumineuses étant exceptionnelles.

1) *Arch. prov. de chir.*, *loc. cit.*, p. 64.

CHAPITRE

Technique opératoire.

Avant d'exposer la technique opératoire de M. Delagenière, il ne serait peut-être pas inutile, croyons-nous, de dire quelques mots sur la genèse de ce procédé.

Jusqu'en 1892, M. Delagenière opérait toujours les hernies crurales non étranglées par la méthode de M. L.-Championnière.

Cependant il n'était pas complètement satisfait des résultats qu'il obtenait. Il les trouvait assez médiocres, à tel point que craignant les récidives, par mesure de précaution, il recommandait à ses opérés de porter un bandage, pendant un certain temps tout au moins.

(Nous avons dit plus haut que ce n'était pas là le résultat qu'on attendait d'une cure radicale idéale.)

D'autre part, dans ses interventions pour les hernies crurales étranglées, il sectionnait toujours l'arcade crurale de façon à avoir toute la latitude nécessaire pour faire de larges débridements, pour attirer le plus de péritoine possible et pour supprimer ainsi toutes sortes d'infundibulums et, par suite, d'amorces herniaires.

Les résultats de ses opérations lui ont montré les avantages de ce procédé, car jamais il n'a vu récidiver les hernies crurales étranglées traitées de cette façon.

En comparant ces suites opératoires si contradictoires, il s'est demandé si l'intégrité de l'arcade crurale n'était pas la cause de ces insuccès et s'il n'y avait pas lieu d'appliquer le même principe opératoire à la cure radicale de toutes les hernies crurales, qu'il y ait étranglement ou non.

Se croyant autorisé par les bons résultats qu'il a obtenus en supprimant cette corde rigide tendue au-dessus de l'anneau crural, il a employé son nouveau procédé pour la première fois en 1892, pour la cure radicale d'une hernie crurale non étranglée.

Les suites de cette opération ont été trop encourageantes pour ne pas continuer à agir de la même façon chaque fois qu'un nouveau cas se présentait.

Depuis, M. le professeur Jeannel de Toulouse et M. le professeur Terrier ont adopté ce procédé.

N'ayant qu'à se louer des résultats obtenus, ils l'appliquent à tous les cas de hernies crurales qui se présentent dans leurs services respectifs.

Les observations recueillies dans le service de M. Terrier à l'hôpital de la Pitié, celles de MM. Jeannel et Delagenière, sont une preuve de la valeur du procédé.

⁂

Comme dans toutes les opérations chirurgicales en général, et dans les hernies en particulier, il faudra avant tout s'enquérir de l'état général du malade ; ensuite, on lui fera subir une préparation spéciale.

Le poumon devra être indemne de toute maladie aiguë ou chronique, chose très importante, vu la facilité avec laquelle la congestion pulmonaire et la broncho-pneumonie viennent compliquer la situation chez les hernieux.

On auscultera avec soin le cœur ; l'état des reins sera surveillé très soigneusement.

On n'opérera pas les femmes enceintes, à moins d'urgence ; il ne faudra pas intervenir chez les femmes pendant les époques menstruelles.

La hernie crurale apparaissant surtout dans l'âge adulte, on aura rarement à opérer les vieillards, sauf dans le cas d'étranglement.

En dehors de cette éventualité, il vaudra peut-être mieux les laisser avec leur infirmité que de les exposer aux aléas d'une opération toujours sérieuse chez eux.

Lorsqu'on se sera ainsi assuré que le malade pourra supporter l'opération sans danger, on procédera aux préparatifs nécessaires.

A cause du voisinage des organes génitaux, la désinfection devra être des plus rigoureuses.

Pendant les quelques jours qui précéderont l'opéraration, le malade prendra deux bains, il sera purgé l'avant-veille, et prendra un lavement la veille de l'opération ; la région sera préparée la veille, les poils rasés, la peau savonnée et pansée aseptiquement.

La vessie sera vidée.

Le malade se trouve ainsi dans de bonnes conditions pour être opéré.

On procédera donc à l'anesthésie au chloroforme ; dans toutes nos observations nous n'avons enregistré aucun accident dû à l'anesthésie ou à une complication pulmonaire.

On peut opérer le malade indifféremment soit couché à plat sur une table, soit légèrement incliné.

Bien entendu, on ne découvrira que la région à opérer. Elle sera absolument isolée par des linges chauds stérilisés. Le chirurgien et ses aides procéderont à l'asepsie des mains comme dans toutes les opérations.

MANUEL OPÉRATOIRE

1er temps. — *Incision des téguments.*

On fera une incision cutanée verticale, à deux travers de doigt en dedans du milieu de l'arcade crurale. Elle aura une longueur de 6, 7 à 8 centimètres et elle sera non seulement crurale mais aussi inguinale, précepte très important, car il faut avoir un « accès facile sur le pédicule de la hernie » (Berger) et avant tout il faut mettre à nu l'arcade et la partie inférieure du grand oblique qui vient s'y insérer.

Elle remontera donc à 3 centimètres au-dessus de la ligne qui réunit l'épine iliaque antérieure et supérieure à l'épine du pubis.

Dans sa portion crurale elle aura 3, 4, 5 centimètres suivant l'adiposité du sujet.

Il ne faut pas craindre de faire une incision plus longue, en cas de besoin, pour avoir du jour.

Cette incision doit être bien verticale, et ne doit pas être inclinée en dedans à sa partie inférieure pour ne pas se rapprocher trop des organes génitaux.

On coupe la peau, le tissu cellulaire et les différentes lames qui se trouvent au-devant du sac. En général, on ne rencontre aucun vaisseau important, ni la veine saphène, ni la sous-cutanée abdominale ; les quelques veines honteuses superficielles forcément sectionnées seront saisies avec des pinces hémostatiques.

2e temps. — *Recherche de l'anneau crural. Section de l'arcade.*

Le sac est ici parfois difficile à trouver, car « le plus souvent, il est entouré d'une épaisse couche de graisse, d'un véritable lipome, qui forme tumeur au-dessous et au devant de lui » (Lejars) (1).

En conséquence, il vaut mieux procéder de la façon suivante : une fois l'incision cutanée faite, ne pas se préoccuper du sac, aller tout de suite à l'arcade cru-

(1) Lejars. — *Chirurgie d'urgence*, hernie crurale étranglée p. 738.

rale, bien la mettre en évidence au moyen de quelques coups de bistouri, et rechercher l'anneau.

Il est comblé, évidemment, par le sac qui fait saillie à travers lui, cependant on reconnaîtra au doigt et à l'œil le cintre formé par l'arcade crurale et le ligament de Gimbernat, encadrant le pédicule de la hernie.

On coupe alors l'arcade de Fallope.

Chez la femme, on sectionne à ciel ouvert, avec les ciseaux droits, l'arcade exactement au niveau de l'anneau crural, sur une hauteur de 1 cent. 1/2.

Chez l'homme, cette section demande à être faite avec plus de précautions; on la pratiquera à petits coups, de façon à éviter la blessure des éléments du cordon.

On obtient ainsi deux lambeaux tendineux, avec, dans leur écartement, les faisceaux charnus du petit oblique et du transverse.

Chaque segment de cette arcade est repéré avec une pince. Au-dessous de cette section se trouve l'orifice d'entrée du sac crural, sac, nous le répétons, qui est pourvu en bas d'un gros lipome. On dissocie la masse graisseuse, avec le doigt ou la sonde, de façon à apercevoir au-dessous quelque chose de brillant, lissé et mince, c'est le péritoine.

3e temps. — *Ouverture du sac.*

On fait un pli transversal à ce sac, et on incise délicatement sur ce pli.

Le sac se trouve ainsi ouvert. On agrandit cette ouverture par un coup de ciseaux donné verticalement et on examine le contenu ; le plus souvent il s'agit d'une épiplocèle.

Si l'intestin se trouvait dans le sac, on le réduira ; quant à l'épiploon, sa résection sera faite aussi haut que possible, et grâce à la section de l'arcade, on n'éprouvera pas de difficulté pour réduire le moignon.

4e temps. — *Isolement et dissection du sac.*

Grâce à la section de l'arcade, section qui, nous le répétons, doit être faite avant de toucher au sac, l'obstacle fibreux a cédé ; la dissection et l'isolement du sac se feront ensuite très facilement.

Le fond du sac a déjà été dégagé, dans sa partie antérieure, de la couche graisseuse qui le doublait.

On l'attire fortement en avant et on achève son dégagement par quelques coups de sonde cannelée, ce qui peut se faire rapidement ici, les adhérences extérieures du sac étant rares.

Cette dissection du sac sera continuée du côté de l'anneau élargi par l'effondrement de l'arcade.

Tant que celle-ci était intacte, le collet du sac, qui contracte presque toujours des adhérences avec l'anneau crural, s'opposait, dans une certaine mesure, à l'abaissement forcé du péritoine. Maintenant, grâce à la section de l'arcade, l'isolement du collet du sac se fera rapidement en l'attirant fortement dans l'échancrure faite à l'arcade et en rompant ses adhérences (1).

(1) En disséquant la face externe du collet dans l'anneau crural,

Avec le doigt, on décollera tout autour le péritoine pariétal et on l'abaissera le plus possible sans risquer de le déchirer.

On pédiculise cette portion attirée, par conséquent bien au-dessus du collet, et on la sectionne au-dessous d'une double ligature entrecroisée.

5e temps. — *Fixation du moignon à la paroi.*

Il est prudent, comme le recommande M. le professeur Berger, d'ajouter à cette ligature du sac la manœuvre dite de Barker, qui consiste à fixer le pédicule à la partie profonde de la paroi abdominale.

On conduira donc sous la paroi, au moyen d'une aiguille mousse, séparément les deux chefs de la ligature qui étreint le moignon du sac, on leur fera traverser d'arrière en avant les plans musculo-aponévrotiques à 3 centimètres environ au-dessus de l'orifice herniaire, bien au-dessus, par conséquent, du sommet de l'échancrure faite à l'arcade, et on les nouera en avant de l'aponévrose du grand oblique. De cette façon, non seulement on est certain de ne laisser subsister aucun vestige de l'infundibulum péritonéal, mais on empêche aussi sa reproduction ultérieure.

6e temps. — *Oblitération de l'anneau.*

Il ne nous reste plus que la réfection de la paroi.

Il faudra se méfier du voisinage immédiat de la veine fémorale.

Le but à atteindre est en somme celui-ci : former l'anneau en suturant les lambeaux de l'arcade devenue mobilisable avec l'aponévrose du pectiné, c'est-à-dire en les rapprochant de la branche horizontale du pubis.

Dans le passage des fils, le danger c'est la blessure possible de la veine crurale. Pour éviter cet écueil et pour pouvoir charger largement le muscle pectiné, il sera préférable de récliner la veine en dehors. On enverra donc le long du bord interne de la veine, avec prudence, quelques coups de sonde cannelée et on la fera rétracter légèrement en dehors au moyen d'un écarteur.

Autre détail qui facilite beaucoup l'opération : ne pas laisser de tissu graisseux masquant l'aponévrose du pectiné, afin qu'elle soit bien à nu, bien visible au fond de la plaie.

En somme, la veine est réclinée en dehors et confiée à un aide, l'aponévrose du pectiné est bien visible, la voûte est effondrée et l'arcade sectionnée présente deux lambeaux. Il s'agit maintenant de les suturer à l'aponévrose du pectiné et au périoste de la branche horizontale du pubis.

Quels sont les fils à employer ?

Il est préférable ici de ne jamais employer de fils résorbables. Il faut évidemment un fil stérilisé et en même temps très solide.

Dans la clinique chirurgicale de M. le professeur Terrier, on se sert toujours de la soie stérilisée à l'autoclave entre 120° et 130°.

Cette stérilisation exige beaucoup de précautions. En effet, au-dessous de 120° elle serait insuffisante ; au-dessus de 130° la soie ne serait plus assez solide, d'autant plus qu'il y a intérêt à employer dans la région qui nous occupe des fils de calibre assez petit (1).

Maintenant que nous sommes munis d'un fil solide et aseptique, que la région se trouve dans des conditions voulues de sécurité et de jour nécessaires, on peut procéder à la suture.

Dans ce but on traversera l'aponévrose du pectiné, la bandelette iléo-pectinée et même le périoste avec un premier fil en U, fil interne, dont l'anse embrassera ces divers plans, et dont les deux chefs seront ramenés séparément à travers le lambeau interne de l'arcade crurale sectionnée, tout près du bord libre de la section.

On placera de même un peu plus en dehors un second fil en U prenant le pectiné par son anse et traversant par ses deux chefs le lambeau externe de l'arcade crurale.

Les fils sont alors serrés et noués sur l'arcade que l'on verra « s'affaisser vers la branche horizontale du pubis, et se porter en arrière, transformant dans ce mouvement de descente, son incision verticale en un espace triangulaire à sommet supérieur et antérieur » (Delagenière).

Dans le service de M. Terrier, nous avons vu M. Gosset

(1) Il est facile, au moyen de deux tubes-témoins, de contrôler si la soie a été bien soumise à une température intermédiaire entre 120° et 130°. On a soin de mettre dans la boîte où sont stérilisées les soies deux tubes-témoins, l'un contenant de l'acide benzoïque, qui fond à 120°, l'autre de l'acide phtalique, qui fond à 130°. Le contenu du premier tube doit être fondu, l'autre doit rester intact.

placer, pour plus de sûreté encore, quelques points complémentaires, les uns à la partie supérieure pour diminuer la fente verticale, résultat de la section de l'arcade crurale, les autres en bas, entre le pectiné et le bord saillant de l'arcade crurale.

L'espace triangulaire, qui existait entre les deux lèvres, est réduit de cette façon à une simple fente verticale que viendra combler le travail de cicatrisation.

Le drainage est tout à fait inutile.

Il ne reste plus qu'à suturer la peau.

7e temps. — *Suture de la peau.*

Elle se fera aux crins de Florence et à points séparés.

On aura soin de bien affronter les bords cutanés pour assurer une réunion parfaite de la peau par première intention.

On appliquera un pansement aseptique qui sera compressif et solidement établi.

Les suites immédiates sont en général fort simples, pas de suppuration ni de température ; nous n'avons eu aucun accident à enregistrer.

Les fils cutanés sont généralement enlevés le huitième ou le neuvième jour et la plaie est complètement réunie. On applique sur la ligne de sutures encore un ou deux petits pansements ouatés.

Les malades restent au lit une vingtaine de jours en

tout. Ils peuvent se lever ensuite et reprendre petit à petit leurs habitudes.

Le port d'un bandage est tout à fait inutile.

Nous n'avons rien de particulier à dire sur l'intervention dans la hernie étranglée. Comme toujours, on examinera avec soin, avant de réduire, l'état des organes ayant été soumis à la striction et on leur fera subir le traitement nécessaire. La cure radicale complétera toujours l'intervention.

*
* *

Le procédé de M. Delagenière tel que nous l'avons exposé diffère peu de la méthode décrite par son auteur.

Les grandes lignes sont les mêmes, les modifications ne portent que sur des détails.

La différence la plus notable est celle-ci :

M. Delagenière sectionne l'arcade après avoir déjà partiellement disséqué le sac. Il ouvre le sac sur sa face antérieure, le vide, le dissèque ensuite du côté de l'anneau crural.

Ce n'est qu'au moment où il éprouve de la résistance pour la traction sur le collet du sac qu'il sectionne l'arcade.

Dans le service de M. Terrier, comme nous l'avons dit sans se préoccuper du sac, on cherche tout d'abord à mettre bien à nu l'arcade, on va tout de suite à la recherche de l'anneau crural ; on coupe l'arcade à son niveau et ce n'est qu'alors qu'on ouvre le sac, après avoir dissocié la masse graisseuse qui le masque. Ensuite, on le vide et on procède à son isolement et à sa dissection.

Cette manière d'opérer nous paraît préférable : puisqu'on doit fendre l'arcade, pour avoir du jour et de la place, mieux vaut le faire tout de suite, la durée de l'opération n'en sera que plus courte, l'isolement et la dissection du sac n'en seront que plus faciles.

Nous indiquons encore une autre petite modification : à la suture que M. Delagenière fait pour oblitérer l'anneau, nous ajoutons quelques points supplémentaires embrassant les bords de chaque lambeau de l'arcade.

L'espace triangulaire résultant de l'incision et de l'affaissement de l'arcade, est ainsi transformé, grâce à ces points, en une simple fente verticale très étroite dont les lèvres se fusionneront plus rapidement.

C'est cet espace triangulaire d'ailleurs qui a attiré les critiques de quelques chirurgiens, surtout celles de M. le professeur Berger qui craint que cet angle ne subisse un travail de réparation trop lent et ne crée ainsi « une nouvelle porte de sortie pour une hernie future » (1).

Enfin, dernier détail à signaler :

M. Delagenière emploie le catgut, nous nous servons de la soie qui maintient dans un état de rapprochement continu les parties suturées et nous donne ainsi une chance de plus pour éviter les récidives.

Le but d'une bonne cure radicale est en somme celui-ci : supprimer toutes les causes anatomiques de la reproduction de la hernie.

(1) Berger. — In Duplay et Reclus, *loc. cit.*, p. 292.

Est-il atteint par le procédé de M. Delagenière?

Le principe de cette méthode, comme nous l'avons vu, est la section de l'arcade crurale et son affaissement. La section, dans l'esprit de son auteur, devait faciliter es temps opératoires nécessaires pour satisfaire aux conditions essentielles imposées par une cure efficace.

Nous avons vu que, grâce à cette manœuvre, la masse épiploïque a pu être réséquée aussi haut que c'était nécessaire, que toutes les adhérences ont pu être détruites très facilement, que le sac, son collet et la portion assez considérable du péritoine qui lui faisait suite, n'opposaient aucune résistance aux tractions qu'on exerçait sur eux.

Nous avons vu également que le péritoine a pu ainsi être réséqué bien au-dessus du collet du sac et que le moignon résultant de cette amputation a été solidement fixé derrière la paroi.

Résultat pratique obtenu : plus de surface glissante pour entraîner les organes hors de leur domicile, plus d'infundibulum intra-abdominal servant d'amorce à la hernie future, plus d'épiploon venant forcer l'anneau ; donc entière satisfaction est donnée aux deux premières conditions exigibles d'une bonne cure radicale.

Quant à la troisième condition qui veut qu'on oblitère l'anneau, elle est encore mieux remplie par ce procédé : l'anneau est tout simplement supprimé, et c'est l'arcade, qui par sa tension et rigidité maintenait la béance de l'orifice, qui sert à présent de « barrière solide » s'opposant à toute communication des viscères avec l'extérieur.

Désormais, deux obstacles les séparent de la région crurale. Et maintenant, nous pouvons répondre à la question que nous avons posée : oui, le but que se proposait M. Delagenière est atteint : son procédé réalise une cure radicale complète, et les résultats éloignés le prouvent.

CHAPITRE III

Observations

Observation I (inédite).

(Due à l'obligeance de M. le docteur Gosset.)

Hernie crurale gauche étranglée.

H..., veuve M... Sophie, 78 ans, entrée d'urgence dans le service de M. le professeur Terrier à l'hôpital de la Pitié le 31 août 1901, salle Lisfranc, n° 13.

Hernie crurale gauche étranglée depuis 10 heures.

On trouve dans la région crurale gauche une tumeur grosse comme une noix, dure, mate, tendue, douloureuse, irréductible. Température 38°.

La malade est opérée par M. Gosset le 1er septembre 1901.

Cure radicale sans anesthésie, par le procédé de M. Delagenière.

On trouve dans le sac un petit paquet épiploïque, du volume d'une noix, étranglé et déjà rouge noirâtre ; quelques gouttes de liquide. La frange épiploïque fait partie du méso de l'anse sigmoïde qui vient faire jour dans la plaie. Résection du paquet épiploïque, reconstitution de la paroi.

Suites immédiates très simples. Pas de température.

Les fils sont enlevés le 9 septembre. La malade sort guérie le 11 septembre.

Elle nous a donné de ses nouvelles le 15 novembre.

Elle va très bien ; pas l'ombre d'une récidive, quoiqu'elle se fatigue beaucoup (étant forcée, malgré son âge, de travailler dans les champs).

N'a pas porté de bandage depuis l'opération.

Observation II (inédite).

(Due à l'obligeance de M. Alexandre, interne.)

Hernie crurale gauche (*entérocèle*).

L..., femme H... Amélie, 31 ans, entrée dans le service de M. Terrier à la Pitié, le 13 août 1900, salle Lisfranc, n° 30 bis.

Rien à signaler dans ses antécédents. Il y a 6 ans, elle a eu un enfant. Accouchement normal. Suites simples.

Il y a deux ans, la malade s'est aperçue de l'existence, dans la région de l'aine, d'une tumeur grosse comme un œuf de pigeon. Douleurs à la cuisse gauche avec irradiations vers la fosse iliaque.

Depuis cette époque elle porte un bandage.

Actuellement on constate au-dessous de l'arcade crurale, immédiatement en dedans de l'artère fémorale, une tumeur du volume d'une noix.

Cette tumeur se laisse réduire aisément avec un léger gargouillement. Les ganglions du groupe interne du triangle de Scarpa gauche sont durs, noueux, gros et donnent la sensation de grains de chapelet. Ils sont indolents.

L'opération est faite le 17 août par M. Alexandre.

Cure radicale par le procédé de M. Delagenière.

Les suites immédiates sont excellentes.

Les fils sont enlevés le 24 août; la malade sort guérie le 6 septembre.

Nous l'avons revue le 30 octobre 1901 (un an et deux mois après l'opération) dans un état parfait.

Elle n'a jamais souffert, malgré les fatigues (elle fait son ménage elle-même, frotte les parquets, reste longtemps debout). Pas la moindre impulsion au niveau de l'anneau crural.

Elle n'a pas porté de bandage.

Observation III (inédite).

(Due à l'obligeance de M. Alglave, interne.)

Hernie crurale droite.

M... Louise, 30 ans, domestique, entrée à l'hôpital de la Pitié, service de M. Terrier, le 20 juin 1901, salle Lisfranc, nº 22 bis.

Le début de l'affection remonte à 10 ans environ.

Après un effort, la malade aurait senti un craquement dans l'aine et ce n'est que quelque temps après qu'elle s'est aperçue de l'existence dans cette région d'une tumeur grosse comme une noisette.

Elle a porté un bandage pendant plusieurs années, très irrégulièrement d'ailleurs. De temps en temps, elle éprouvait quelques douleurs.

Il y a 5 jours, elle a ressenti une douleur très forte dans la région crurale ; depuis cette époque la hernie est devenu irréductible. Continuant à souffrir, la malade vient réclamer une intervention.

Actuellement on trouve dans la région crurale droite une tumeur du volume d'un petit œuf, irréductible, douloureuse à la pression.

La malade est opérée le 4 juillet par M. Alglave. Cure radicale par le procédé de M. Delagenière.

Les suites immédiates sont très simples.

Les fils sont enlevés le neuvième jour.

La malade guérie quitte l'hôpital le 30 juillet.

Nous l'avons revue le 25 novembre (4 mois 1/2 après l'opération). Elle est très contente des résultats obtenus, ne souffre plus du tout, peut vaquer à toutes ses occupations, fait un travail assez fatigant, sans être gênée.

Nous n'avons senti aucune impulsion au niveau de son anneau crural.

Observation IV (Inédite)

(Due à l'obligeance de M. le docteur Gosset).

Hernie crurale gauche (épiplocèle)

M... Nicolas, 47 ans, plumassier, entré dans le service de M. Terrier à l'hôpital de la Pitié, le 4 février 1901, pavillon Michon, nº 13.

Le malade s'est aperçu au mois d'avril dernier qu'il avait dans la région inguino-crurale gauche une tumeur grosse comme une noisette, indolente, se réduisant spontanément dans le décubitus dorsal.

Il a porté un bandage et, malgré cela, la hernie augmentait de volume et empêchait le malade de continuer son travail.

Actuellement on constate au-dessous et en dedans du milieu de l'arcade crurale gauche une tumeur petite, arrondie, régulière, de consistance molle, pâteuse ; on sent quelques lobulations à sa surface. Cette tumeur est facilement réductible.

L'opération est faite le 8 février par M. Gosset.

Résection de l'épiploon. Cure radicale par le procédé de M. Delagenière.

Les suites immédiates sont excellentes.

Les fils sont enlevés le 16 février. Le malade guéri quitte le service le 2 mars.

Revenu à l'hôpital au mois de novembre, le malade a été revu par M. Gosset.

Les résultats sont tout à fait satisfaisants.

La paroi est solide ; pas d'impulsion.

Le malade va très bien ; il a repris son travail.

N'a jamais porté de bandage depuis son opération.

Observation V (inédite)

(Due à l'obligeance de M. Alexandre, interne)

Hernie crurale droite (appendice)

M..., femme S..., Pauline, 55 ans, porteuse de pain, entrée dans le service de M. Terrier à l'hôpital de la Pitié le 12 février 1901, salle Lisfranc, n° 22 bis.

La malade a eu 3 accouchements normaux.

Après le premier accouchement (en 1872), elle a eu un léger prolapsus utérin. Il y a 5 ans, la malade s'est fait mettre un pessaire qu'elle a retiré l'année dernière. Elle ne souffre pas de son prolapsus, mais éprouve quelque gêne pour marcher.

Il y a trois ans, la malade a constaté dans l'aine droite l'existence d'une petite tumeur grosse comme une olive, indolente. Depuis 8 jours, cette tumeur a grossi, et il y a 2 jours, à la suite d'un effort, elle a atteint le volume actuel.

Voici ce qu'on constate à l'examen :

Vers le tiers supéro-interne de la cuisse, immédiatement en dessous de l'arcade crurale, se trouve une masse ovoïde, allongée dans le sens transversal, ayant le volume d'un petit œuf. Sa consistance est dure ; la tumeur est incompressible, mobile, non douloureuse à la pression.

En palpant avec soin, on sent un pédicule qui semble unir la masse aux plans profonds.

Ce pédicule n'est pas douloureux.

La malade est opérée le 16 février par M. Alexandre.

Incision verticale, hémostase, isolement d'une masse graisseuse noirâtre. L'arcade est incisée entre 2 pinces de Kocher, ce qui permet de mieux isoler la tumeur. Ouverture du sac et incision du péritoine. Le contenu qui a contracté quelques adhérences avec le péritoine, est constitué par un long cordon foncé — l'appendice.

L'incision de la paroi est agrandie. L'aponévrose et les

plans musculaires sous-jacents sont incisés à leur tour. L'incision péritonéale est agrandie aussi. On peut suivre alors, jusqu'à son origine, l'appendice qui a conservé à cet endroit sa coloration normale.

Ligature du méso-appendice, de l'appendice, sutures, attouchement au thermo-cautère. Surjet sur l'extrémité de l'appendice, deuxième surjet sur le cœcum pour enfouir ce moignon. Résection du sac herniaire et surjet à la soie sur le péritoine.

Sutures musculaires et aponévrotiques par points séparés ; suture de l'arcade au muscle pectiné M. par le procédé de Delagenière.

Suture de la peau par trois points profonds, prenant l'aponévrose sous-jacente et les plans superficiels.

Les suites immédiates sont bonnes ; il n'y a eu qu'un peu de suppuration au niveau de l'un des fils cutanés. La malade sort guérie le 13 mars 1901.

Elle nous a écrit au mois de novembre. Elle se porte tout à fait bien actuellement, a repris son travail, ne voit rien d'anormal à la région qui a été opérée et ne porte pas de bandage.

Observation VI (inédite).

(due à l'obligeance de M. le docteur Gosset)

Hernie crurale gauche étranglée.

A... fme C... Françoise, 51 ans, admise d'urgence à l'hôpital de la Pitié, service de M. Terrier, le 13 juin 1901, salle Lisfranc.

Le début de l'affection remonte à 10 ans.

Ces temps derniers, la hernie avait le volume d'un œuf de pigeon. Elle se réduisait spontanément dans le décubitus dorsal. Elle était douloureuse.

La malade n'a jamais porté de bandage.

Depuis 48 heures elle est atteinte d'accidents d'étranglement, douleurs vives, vomissements, suppression des selles et des gaz, etc.

Elle est opérée le 13 juin par M. Gosset. — Kélotomie. Cure radicale par le procédé de M. Delagenière.

Suites immédiates excellentes.

Les fils sont enlevés le 23 juin. La malade guérie quitte l'hôpital le 4 juillet.

Nous l'avons revue le 22 novembre.

Elle va parfaitement bien. Pas de traces d'impulsion du côté de la région crurale.

Pas de bandage.

Observation VII (inédite).

(Due à l'obligeance de M. le docteur Gosset.)

Hernie crurale droite.

C... Adeline, 32 ans, entrée dans le service de M. Terrier à l'hôpital de la Pitié, le 22 février 1900, salle Lisfranc, n° 26.

La malade a eu quatre couches qui se sont toutes très bien passées.

Au moment de sa dernière grossesse (il y a 7 ans), elle s'est aperçue de l'existence, dans l'aine droite, d'une tumeur grosse comme une noisette. Elle attribue son apparition à une chute qu'elle avait faite quelque temps avant dans l'escalier. Après l'accouchement la tumeur commençait à grossir, tout en restant réductible. Elle occasionnait des souffrances à la malade, et le bandage, que celle-ci a porté très irrégulièrement pendant trois mois, ne faisait qu'augmenter les douleurs et la fatigue.

Actuellement, la tumeur est grosse comme un œuf de pigeon, bosselée, dure.

La malade est opérée par M. Gosset le 23 février 1900. Cure radicale par le procédé de M. Delagenière.

Les suites immédiates sont bonnes. Les fils sont enlevés le 3 mars. La malade sort guérie le 9 mars 1900.

Elle est revenue à l'hôpital le 20 octobre 1901. Nous l'avons encore revue le 24 novembre 1901.

Elle va très bien ; elle n'a jamais souffert depuis son opération. Sa paroi est très solide. Aucune impulsion ni à la toux, ni aux efforts que nous lui faisons faire. La plaie n'a jamais suppuré.

Pas de bandage.

OBSERVATION VIII (inédite).

(Due à l'obligeance de M. Alexandre, interne.)

Hernie crurale étranglée gauche (entéro-épiplocèle).

S... Vve L... Elisabeth, 71 ans, culottière, admise d'urgence le 14 février 1901, dans le service de M. Terrier à la Pitié, salle Lisfranc, n° 6.

Opérée immédiatement par M. Alexandre.

L'intestin était noir sur une longueur de 10 centimètres et présentait deux strictions.

A l'air, l'intestin a repris en partie sa coloration normale et sa résection a été jugée inutile.

L'épiploon a été réséqué. Cure radicale par le procédé de M. Delagenière.

La malade a eu pendant quelques jours après l'opération une légère accélération du pouls.

Les suites immédiates sont très bonnes.

Les fils sont enlevés le 23 février. La malade guérie quitte l'hôpital le 10 mars 1901.

Nous l'avons revue le 12 novembre.

Elle va bien ; n'a jamais porté de bandage.

Mais comme sa paroi abdominale est flasque, tombante, elle la soutient à l'aide d'une ceinture qu'elle a faite elle-même.

Il n'y a pas de récidive, mais quand la malade tousse ou fait un effort, on sent une impulsion très légère un peu au-dessus de l'arcade crurale.

Observation IX (Inédite).

(Due à l'obligeance de M. le docteur Bernard.)

Hernie crurale droite.

M... Alexandre, 55 ans, manouvrier, entré dans le service de M. Terrier à la Pitié le 10 janvier 1901, pavillon Michon, n° 24.

Le début de l'affection remonte à 15 ans environ. A cette époque le malade s'est aperçu qu'il avait dans l'aine droite une tumeur grosse comme une noisette. La hernie ne le faisant pas souffrir, il ne s'en est pas autrement préoccupé et a continué à travailler.

Depuis 5 ans elle augmentait progressivement de volume et provoquait quelques douleurs.

Le bandage que le malade s'est mis à porter n'a procuré aucun soulagement.

Actuellement, on trouve une hernie crurale droite du volume d'un petit œuf de poule, facilement réductible.

Le malade est opéré par M. Bernard le 11 février 1901. — Cure radicale par le procédé de M. Delagenière.

Rien de particulier à signaler au point de vue des suites immédiates. Les fils sont enlevés le 20 février ; le malade sort guéri le 5 mars.

Nous l'avons revu le 15 novembre (8 mois après l'opération). Sa santé est parfaite.

Il a pu reprendre son travail, sans en éprouver ni gêne, ni fatigue.

Aucune tendance à la récidive.

Il n'a jamais porté de bandage depuis son opération.

Observation X (inédite).

(due à l'obligeance de M. le docteur Gosset.)

Hernie crurale droite étranglée.

G... Fme T... Valentine, 39 ans, admise d'urgence le 15 mai 1900, dans le service de M. Terrier à la Pitié, salle Lisfranc, nº 11, pour une hernie étranglée depuis quelques heures.

La malade présente à la région crurale une tumeur du volume d'une noix, douloureuse, mate et dure. — Vomissements alimentaires et douleurs très vives.

Elle est opérée immédiatement par M. Gosset. — Cure radicale par le procédé de M. Delagenière.

Les suites immédiates sont excellentes.

Les fils sont enlevés le 24 mai, et la malade sort guérie le 2 juin.

La malade nous a écrit dans le commencement du mois de novembre : elle va très bien, ne souffre pas du tout, n'a pas de récidive. Elle n'a pas porté de bandage.

Observation XI (inédite).

(due à l'obligeance de M. Mouchotte, interne)

G... Auguste, 61 ans, mécanicien, entré dans le service de M. Terrier à la Pitié, pour des abcès et fistules multiples du creux ischio-rectal, le 23 août 1900, pavillon Michon, nº 24.

Le 20 décembre 1900, dans la nuit, apparition au niveau de a partie supérieure de l'anneau crural d'une tuméfaction, apparition coïncidant avec quelques coliques (il y avait déjà un peu plus bas dans la région une tuméfaction indurée due à l'adénite consécutive aux fistules).

Le 21 au matin, on constate une tumeur fluctuante, semblant faire corps avec la masse ganglionnaire indurée et située plus bas, rénitente, tendue, peu douloureuse. Le soir le malade a des coliques abdominales très fortes. Le sac est très tendu ; pas de douleur au pédicule. Pouls 96.

Le malade a quelques renvois, mais pas de vomissements. Il a eu le matin une selle diarrhéique, mais depuis pas de garde-robes ni émission de gaz.

Il est opéré le 21 décembre à 6 heures 3/4 du soir par M. Mouchotte aidé par M. Gosset.

Kélotomie, débridements, incision de l'arcade fémorale, dissection du sac, ablation des ganglions qui adhèrent au sac, résection du sac, etc. (procédé de M. Delagenière).

Suites immédiates très bonnes.

Les fils sont enlevés le 29 décembre. Le malade reste encore dans le service, pour ses fistules, jusqu'au 22 février 1901. Il sort guéri pour sa hernie le 22 février.

Nous l'avons revu le 16 novembre 1901.

Il va tout à fait bien. La cicatrice n'a jamais suppuré ; la hernie n'a pas récidivé.

Aucune impulsion à la toux ni aux efforts.

Etat général très satisfaisant.

Pas de bandage.

Observation XII (inédite)

(Due à l'obligeance de M. Alglave, interne)

Hernie crurale droite

G..., Eugénie, 35 ans, ménagère, entrée à l'hôpital de la Pitié (service de M. Terrier) le 28 mai 1901, salle Lisfranc, n° 19.

Il y a un an, la malade s'est aperçue de l'existence dans la région crurale d'une petite tumeur. Elle n'en souffrait pas outre mesure, elle n'éprouvait qu'une sensation de pesanteur et de tiraillement.

Le 24 mai, la malade fut prise de violentes douleurs abdominales, siégeant surtout au niveau de la fosse iliaque droite ; en même temps, elle a remarqué que la tumeur a augmenté notablement de volume et était devenue dure.

Des nausées, mais pas de vomissements.

Au bout de quelques heures, les douleurs se sont atténuées ; la tumeur aurait diminué de volume, d'après ce que nous raconte la malade.

A son entrée à l'hôpital, on constate au-dessous et un peu en dedans du milieu de l'arcade crurale droite, une tumeur grosse comme une noix, mobile, irréductible.

L'opération est faite par M. Alglave le 9 juin.

Cure radicale par le procédé de M. Delagenière.

Les suites immédiates sont très simples.

Les fils sont enlevés le 12 juin. La malade guérie quitte l'hôpital le 26 juin.

La malade aurait une récidive.

Nous n'avons pu revoir la malade et nous en assurer nous-même. Néanmoins, nous enregistrons cette récidive.

Observation XIII (inédite)

(Due à l'obligeance de M. le docteur Gosset)

Hernie crurale droite

P..., femme F. Henriette, 28 ans, couturière, entrée à l'hôpital de la Pitié (service de M. Terrier), le 20 août 1901, salle Lisfranc, n° 27.

Hernie crurale datant de 3 ans. Au début, elle a été grosse comme une noisette, mais elle a progressivement augmenté de volume.

Depuis 1 ans elle est devenue irréductible et faisait beaucoup souffrir la malade, surtout après un travail fatigant.

Elle n'a jamais porté de bandage.

L'opération est faite le 21 août par M. Gosset.

Petite épiplocèle, sac avec diverticule qui fait penser un instant à une hernie de l'appendice.

On est obligé d'inciser le grand oblique très haut. Résection d'une petite portion de l'épiploon. Procédé de M. Delagenière.

Suites immédiates excellentes.

Les fils sont enlevés le 30 août ; la malade sort guérie le 7 septembre.

Nous l'avons revue avec M. Gosset le 30 octobre. La malade allait parfaitement. Résultats tout à fait satisfaisants.

Nous l'avons encore revue le 25 novembre, toujours en parfait état.

Observation XIV (Inédite.)

(Due à l'obligeance de M. Alexandre, interne.)

Hernie crurale droite.

M... Léon, 14 ans, entré à l'hôpita de la Pitié, dans le service de M. le professeur Terrier, le 8 mars 1900, pavillon Michon, n° 7.

Dans les antécédents du malade nous avons à signaler des accidents méningitiques (?) à 4 ans qui l'ont forcé de garder le lit pendant 9 jours. Il est fils d'une mère très jeune (elle n'a que 31 ans), d'une constitution un peu faible, et d'un père ayant eu une pleurésie et des fièvres paludéennes.

Il y a 15 jours, le malade en sautant a ressenti un petit picotement dans l'aine.

Ses parents ayant constaté chez lui, dans la région crurale, une grosseur du volume d'une toute petite noisette, l'ont conduit immédiatement à l'hôpital où il a été opéré le 21 mars 1900 par M. Alexandre.

L'opération a été faite par le procédé de M. Delagenière.

Les suites immédiates ont été très bonnes.

Le malade a eu seulement, pendant quelques jours, de la rétention d'urine. On l'a sondé plusieurs fois. Les fils sont enlevés le 28.

Il sort guéri le 14 avril 1900.

Nous l'avons revu le 30 octobre 1901.

Sa paroi est très solide ; aucune impulsion ni à la toux ni à l'effort. Il est employé dans une librairie, où il se fatigue beaucoup ; mais il n'éprouve aucune gêne, ni douleur dans la région crurale. Pas de bandage.

OBSERVATIONS RÉSUMÉES

Cure radicale. — Procédé de M. Delagenière.

Numéros	Indications bibliographiques	Sexe, âge, profession	Maladie	Date de l'opération	Opération	Suites immédiates	Résultats éloignés
15	Delagenière (arch. prov. de chir. n° 2, 1896). Obs. I.	F. 52 ouvrière	Hernie crurale gauche irréductible et douloureuse.	18 juillet 1892	Sac contient du liquide et près du collet une frange épiploïque adhérente. Résection de l'épiploon. Drainage.	R. p. p. i.	Revue le 3 mai 1895. Très bon état. Aucune tendance à la récidive.
16	Delagenière loc. cit. Obs. II.	F. religieuse	Hernie inguinale droite irréductible et douloureuse et hernie crurale gauche réductible.	28 sept. 1892	Hernie inguinale opérée d'abord. Cure radicale de la hernie crurale. Suture du canal crural. Drainage.	R. p. p. i. Rien de particulier.	Nouvelles en janvier 1896; se porte bien; jamais souffert de ses deux hernies. Pas de bandage.
17	Delagenière loc. cit. Obs. III	F. 29 domestique	Hernie crurale droite réductible, douloureuse. Volume d'un petit œuf.	22 juin 1895	Résection de 80 gr. d'épiploon; libération du collet des adhérences avec l'anneau crural. Fermeture du canal crural avec un surjet. Pas de drainage.	Excellentes. R. p. p. i.	Revue en novembre 1895. Etat parfait. Pas de tendance à la récidive.
18	Delagenière in Demirleau, th. de Paris, 1897. Obs. IV.	F. 74	Hernie crurale droite irréductible et engouée (a déjà été opérée par M. Delagenière le 14 janvier 1896 pour une hernie crurale gauche étranglée, la guérison se maintient.	12 juin 1896	Incision verticale de 10 cm. Sac petit distendu par l'intestin. Décollement de l'intestin des parois du sac et réduction. Drainage.	R. p. p. i. Etat parfait.	Revue en septembre 1897. Etat parfait; pas la moindre impulsion au niveau de ses deux cicatrices. (1 an 7 mois et 1 an 2 mois).
19	Delagenière loc. cit. Obs. V.	F. 78 cultivatrice	Hernie crurale gauche irréductible depuis un an. Troubles gastro-intestinaux fréquents depuis un mois. Pas de bandage.	19 sept. 1896	Incision verticale de 12 cm. Résection de 35 gr. d'épiploon contenu dans le sac. Pas de drainage.	Sortie en parfait état.	Nouvelles excellentes en décembre 1896.
20	Jeannel in Faligan th. de Toulouse 1897 Obs. IV	F. 70	Hernie crurale gauche étranglée depuis 24 h. (épiplocèle). Tumeur très douloureuse. Volume d'une grosse pomme.	5 mars 1895	Libération du sac des adhérences graisseuses. Destruction des diverses brides épiploïques. Restauration du canal crural par quelques sutures. Pas de drainage.	Garde-robes le lendemain au soir. R. p. p. i.	Revue le 18 février 1897. Radicalement guérie: n'a jamais souffert.
21	Jeannel loc. cit. Obs. V	F. 78 journalière	Hernie crurale (entérocèle) datant de 35 ans, irréductible par moment. Etranglée depuis la veille. Volume d'une mandarine. Femme cachectique; bronchite chronique.	14 octobr. 1896	Etranglement récent et peu serré. L'intestin se réduit de lui-même, pas recherché. Cure radicale.	Excellentes. Fils enlevés le 12e jour. R. p. p. i.	Revue le 15 février 1897. Pas de récidive. Cicatrice normale. N'a jamais souffert. Travaille sans inconvénient.
22	Jeannel loc. cit. Obs. VI.	H. 35	Hernie crurale depuis 4 ans. Irréductible depuis 3 ans. Accidents d'étranglement il y a 8 jours. Mate et dure.	3 décemb. 1896	Incision de l'arcade. Sac, à parois très épaisses, entouré de tissu graisseux enflammé, contient un hématome. Intestin sain. Résection de l'épiploon.	Excellentes. R. p. p. i.	Revu le 16 février 1897. Se porte très bien. A repris son travail. Malgré les efforts nombreux et répétés, pas de tendance à la récidive.
23	Jeannel loc. cit. Obs. VII.	F. 53 lavandière	Hernie crurale gauche de 5 ans, réductible. Jamais de bandage. Etranglée depuis quelques heures, très dure, douloureuse, mate. Volume d'une grosse pomme.	27 nov. 1896	Sac enflammé. Intestin sain se laisse réduire facilement. Cure radicale.	R. p. p. i.	Nouvelles le 16 février 1897. Pas de récidive. Etat parfait.
	In thèse de Demirleau p. 44.	12 hernies crurales étranglées opérées par M. Delagenière par son procédé.				Suites simples.	12 malades revus, parfaitement guéris. Cure radicale complète et solide.

CHAPITRE IV

Résultats éloignés.

De nos observations, ainsi que de celles de MM. Jeannel et Delagenière, il résulte que l'âge des opérés, dans la majorité des cas, variait entre 30 et 55 ans.

Nous ne voyons que cinq malades âgés de plus de 70 ans, tous atteints de hernie crurale étranglée.

Il y figure aussi un garçon intéressant au point de vue de son âge : il n'avait que 14 ans au moment de l'opération faite dans le service de M. le professeur Terrier (observation XIV).

Ce cas peut donc être ajouté à ceux publiés par MM. Poncet et L.-Championnière (11 ans et 5 ans et demi).

Tous ces malades ont exercé des professions diverses : nous avons vu un charpentier, un mécanicien, un manouvrier, un garçon faisant des courses, des domestiques, des ménagères, une lavandière, une porteuse de pain, etc.

Nous avons vu des femmes même très âgées se livrant à des travaux pénibles depuis l'opération.

Une femme a été opérée d'abord pour une hernie crurale gauche étranglée, et quelques mois plus tard, pour une hernie crurale droite (il y a donc à examiner chez elle les résultats de deux cures radicales, observation XVIII).

Il est regrettable que les professions encore plus variées ne figurent pas dans nos observations, quoique les résultats obtenus parlent déjà assez en faveur du procédé.

Les anciens opérés ont été revus à des époques diverses :

5	malades revus	de 2 à 3 mois après l'opération.	
4	—	de 4 mois 1/2 à 5 mois	—
5	—	de 8 à 11 mois	—
7	—	de 1 an à 2 ans	—
2	—	de 2 ans à 3 ans	—
1	—	plus de 3 ans après l'opération.	
12	—	époques diverses non indiquées.	

Parmi les 36 observations qui figurent dans ce travail, 15 ont trait à des opérations de cure radicale pour hernies crurales non étranglées, 21 pour hernies crurales étranglées.

Tous ces gens qui, avant l'opération, étaient incapables de travailler, des impotents, ont pu, une fois sortis de l'hôpital, reprendre leurs occupations, souvent très pénibles.

Ils peuvent se livrer aux efforts nécessaires dans l'exercice de leurs professions, rester debout une partie de la journée, faire de grandes courses, sans aucune gêne, sans aucun inconvénient.

Les douleurs, ainsi que les divers troubles, qu'ils éprouvaient avant l'opération, ont complètement disparu.

La région opérée n'a jamais été soutenue par aucun bandage.

Nous avons recommandé aux malades de faire des efforts devant nous, de tousser : ni à la vue, ni au toucher, il n'existait aucune impulsion au niveau de l'ancien anneau crural ; la paroi paraît assez solide pour que l'on puisse espérer qu'il n'y aura pas à l'avenir de tendance à la récidive.

Une seule de nos opérés aurait récidivé.

Nous n'avons pu nous-même joindre la malade et constater de visu cette récidive. Mais nous la comptons comme telle (obs. XII).

RÉSUMÉ ET CONCLUSIONS

1° La hernie crurale ne peut être maintenue par un bandage à cause de la disposition anatomique de la région qui ne s'y prête pas et à cause des mouvements incessants de flexion et d'extension du membre inférieur sur le bassin.

Le bandage est donc inefficace.

Il est pénible, gênant, souvent nuisible.

2° La hernie crurale expose aux accidents dont le plus fréquent et le plus redoutable, par ses progrès destructifs rapides, est l'étranglement.

3° La cure radicale s'impose, elle est inoffensive.

4° Les contre-indications sont tirées d'un état général très défectueux et surtout des affections des voies respiratoires et du cœur.

Abstention chez les gens très âgés, à moins d'urgence.

5° La cure radicale efficace exige la suppression de toutes amorces herniaires qui sera surtout obtenue :

a) Par la résection très haute du péritoine et par la destruction de toutes les adhérences ;

b) Par l'obturation de l'anneau et par l'opposition d'un plan solide à la sortie des viscères.

6° L'arcade crurale par sa tension, sa rigidité, empêche la résection du péritoine et de l'épiploon à la hauteur voulue.

Elle s'oppose au rapprochement des différents plans aponévrotiques de la région et, par conséquent, à l'obturation de l'anneau qui reste malgré tout béant.

7° Les procédés appliqués à la cure radicale de la hernie crurale sont nombreux.

Des diverses statistiques, basées sur le total des malades *revus*, il résulte que la proportion des récidives varie entre 12 0/0 et 20 0/0.

Certaines guérisons maintenues sont dues à la précaution du port d'un bandage pendant un temps plus ou moins long après l'opération.

8° La mobilisation de l'arcade s'impose. En la désinsérant simplement de l'angle du pubis, on est arrivé à obturer l'anneau, mais la dissection, l'isolement du sac et sa résection, n'ont pu être poursuivis assez haut.

9° Le principe de la technique opératoire du docteur H. Delagenière est la section de l'arcade de Falloppe au niveau de l'anneau crural, son affaissement et la suture de ses deux moitiés à l'aponévrose du muscle pectiné et au périoste de la branche horizontale du pubis. On ne peut l'appliquer qu'aux hernies petites ou de dimensions moyennes, ce sont les hernies crurales les plus fréquentes.

***

Le procédé de M. Delagenière répond aux desiderata d'une cure radicale efficace :

1° La surface glissante est supprimée bien au-delà du collet du sac, et le moignon est fixé à la paroi profonde de l'abdomen.

2° Toutes les adhérences possibles sont complètement détruites, et le péritoine obéit aux tractions forcées qu'on exerce sur lui sans qu'il y ait des déchirures à craindre.

L'épiploon libéré de ses adhérences peut être réséqué dans la mesure nécessaire.

3° L'orifice crural est totalement supprimé et remplacé par un plan solide et résistant.

4° L'opération réalise une cure radicale complète, car son avantage consiste dans la suppression de tous les points faibles à la région crurale et de toutes les amorces herniaires.

5° Les résultats éloignés sont très encourageants.

Les malades revus (la majorité assez longtemps après l'opération) sont valides, exercent leurs professions, parfois pénibles, sans aucun inconvénient. Ils n'ont jamais porté de bandage après la cure radicale.

Sur 36 cas opérés et revus, il n'y a qu'une seule récidive, soit un peu moins de 3 %.

INDEX BIBLIOGRAPHIQUE

L.-Championnière. — *Cure radicale des hernies*, Paris 1892. pp. 61, 65, 100. 297.

L.-Championnière. — La cure radicale de la hernie et ses conditions de solidité (in *Gaz. des hôp.*, n° 88, 5 août 1897, p. 869 et suiv.).

Berger — *Résultats de l'examen de 10.000 observations de hernies*. Paris, 1896, tableau p. 172 et pp. 176, 178, 180.

Berger. — Traitement des hernies crurales, in *Traité de Chirurgie* de Duplay et Reclus. 2e éd., t. vi. pp. 151-158 et pp. 287-292.

Berger. — Diagnostic et traitement de la hernie crurale chez la femme. In *Bull. Méd.* N° 43, 29 mai 1895, pp. 565-567.

Phocas. — *Manuel de thérap. chir.* Paris, 1901. (Traitement des hernies, p. 449.)

Forgue et Reclus. — *Traité de thérap. chir.* 2e éd., t. ii (article Cure opératoire des hernies, p. 646-649.)

Camson. — De la cure radicale de la hernie crurale. *Th.*, Lyon, 1893, pp. 56-57.

Bresset. — Des résultats éloignés de la cure radicale de la hernie crurale. *Thèse*, Paris, 1895, p. 35, et observations.

Termet. — Considérations sur la hernie crurale. Sa cure radicale par le procédé de J. L Championnière. *Thèse*, Paris, 1898. p. 64, 74 et observations.

MAUVIEZ. — Contribution à l'étude des résultats éloignés de la cure radicale des hernies. *Thèse*, Lyon, 1894, p. 46-47.

DELAGENIÈRE. — Nouveau procédé de cure radicale de la hernie crurale, in *Archives prov. de Chir.*, t. v, n° 2, février 1896, pp. 61-76.

TILLAUX. — *Traité d'anatomie topographique*, 10e éd., Paris, 1900. *Du canal crural*, p. 687 et suiv.

TILLAUX. — *Chir. Clin.*, 5e éd., 1900, t. II. Article — Hernie crurale, p. 51.

FALIGAN. — Etude critique. Procédés modernes de la cure radicale de la hernie crurale. *Thèse*, Toulouse, 1897, p. 35.

DOUHAIRET. — Etude des procédés opératoires appliqués à la cure radicale de la hernie crurale. *Thèse*, Lyon, 1896, p. 52.

GESLAND. — De la myoplastie dans la cure radicale de la hernie crurale. *Thèse*, Paris, 1897. Observations, p. 23.

L.-CHAMPIONNIÈRE. — In Delagenière (*Arch. prov. de Chir.*, n° 2, 1896, p. 62).

LEJARS. — *Chirurgie d'Urgence*. Art. Hernies crurales étranglées, p. 738.

SPRINGORUM. — Statistique de hernies étranglées (in *Bull. Méd.*, n° 49, 20 juin 1900, p. 580).

DEMIRLEAU. — Les procédés modernes de la cure radicale de la hernie crurale et le nouveau procédé du docteur H. Delagenière. *Thèse*, Paris, 1897. Observations IV et V, pp. 42-44.

JABOULAY. — Hernies crurales in Le Dentu et Delbet. *Traité de chirurgie*, Paris, 1899, t. VII, p. 728-742.

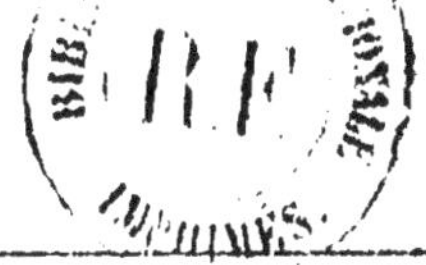

IMPRIMERIE F. DEVERDUN, BUZANÇAIS (INDRE)

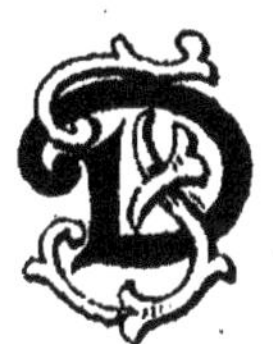

BUZANÇAIS (INDRE), IMPRIMERIE F. DEVERDUN.

www.ingramcontent.com/pod-product-compliance
Ingram Content Group UK Ltd.
Pitfield, Milton Keynes, MK11 3LW, UK
UKHW021148230726
13926UKWH00002B/996